AF724183

DE LA TUBERCULISATION

DES

ORGANES GÉNITO-URINAIRES

PAR

Albert CAYLA

Docteur en médecine de la Faculté de Paris,
Ancien interne des hôpitaux (médaille de bronze),
Enfants-Assistés, Saint-Louis, Saint-Antoine, Hôtel-Dieu,
Membre de la Société clinique.

PARIS
IMPRIMERIE DE LA FACULTÉ DE MÉDECINE
A. DAVY, SUCCESSEUR DE A. PARENT
52, RUE MADAME, ET RUE CORNEILLE, 3

1887

21

DE LA TUBERCULISATION

DES

ORGANES GÉNITO-URINAIRES

Td 121
127

PUBLICATIONS ANTÉRIEURES

Typhose syphilitique. *France médicale*, 1882.

Esthiomène de la vulve. — Anévrysme de l'aorte. Tuberculisation génitale. Soc. anat., 1881.

Deux cas de disjonction de la symphyse pubienne pendant l'accouchement, in Th. Fraysse, 1882.

Du traitement de la variole par la médication éthérée-opiacée (méthode de Du Castel), in Th. Bucquet, 1883.

De la rétraction de l'aponévrose palmaire dans le diabète. *Gaz. Hebd.*, 1884.

Malformation cardiaque congénitale. Soc. anat., 1884.

Hernie diaphragmatique chez un adulte. Soc. anat., 1884.

Pleurotomie pour kyste hydatique suppuré du foie, *ibid.*

Cayla et Charrin. — **Cas de pyohémie spontanée.** *France méd.*, 1885.

Absence congénitale du rein gauche. Soc. anat., 1886.

Deux cas de pleurotomie ; antiseptique; guérison.

De la hernie diaphragmatique congénitale.

De l'arthrite secondaire syphilitique. *Ann. de dermatolog.*, 1887.

DE LA TUBERCULISATION

DES

ORGANES GÉNITO-URINAIRES

BIBLIOTHÈQUE NATIONALE
R.F.
IMPRIMÉS

PAR

Albert CAYLA

Docteur en médecine de la Faculté de Paris,
Ancien interne des hôpitaux (médaille de bronze),
Enfants-Assistés, Saint-Louis, Saint-Antoine, Hôtel-Dieu,
Membre de la Société clinique.

PARIS

IMPRIMERIE DE LA FACULTÉ DE MÉDECINE

A. DAVY, SUCCESSEUR DE A. PARENT

52, RUE MADAME, ET RUE CORNEILLE, 3

1887

DÉPÔT LÉGAL
Seine
N° 1247
1887

DE LA

TUBERCULISATION DES ORGANES

GENITO-URINAIRES

Nous nous proposons de rechercher dans ce travail, en nous appuyant sur les données de l'anatomie pathologique et sur l'expérimentation, par quel point de l'appareil uro-génital la tuberculose pénètre, et comment, une fois qu'elle y a pénétré, elle s'y développe et y progresse.

A la connaissance de la marche et du développement de la tuberculose dans l'appareil génito-urinaire se rattachent deux questions capitales; l'une, l'intervention dans la tuberculose génito-urinaire intéresse particulièrement le chirurgien, l'autre née d'hier, l'infection bacillaire par les organes génitaux, est de la plus haute importance pour la pathologie générale. Nous comptons apporter quelques données pour les résoudre.

Savoir si un tuberculeux porteur d'une manifestation justiciable des moyens chirurgicaux est susceptible de bénéficier d'une opération, ou si, au contraire, c'est une espèce de *noli me tangere* sur qui l'on doit se garder de toute intervention chirurgicale, sous peine de voir survenir les plus grands désastres, serait d'une importance clinique qu'il n'est pas la peine de faire ressortir, que l'on ne peut encore songer à résoudre d'une façon certaine.

Nous ne voulons aussi envisager le problème, que sous une de ses faces et restreindre cette étude aux seuls cas de tuberculose génito-urinaire *primitive*, dans le sens que l'on donne aujourd'hui à ce mot, c'est-à-dire alors qu'il n'y a aucun signe appréciable de manifestation sur un autre appareil. Savoir, si sur un semblable malade, on est autorisé, par ce que l'anatomie pathologique et la clinique enseignent sur la marche et le développement des lésions à tenter quelque opération chirurgicale.

Ainsi délimité, le sujet présente encore beaucoup de difficultés pour être traité.

Toutes les fois, en effet, que l'on touche à une manifestation externe d'une maladie générale, d'une diathèse, ou, pour nous servir d'un mot plus moderne, d'une maladie parasitaire infectant l'économie tout entière, l'on est exposé à voir apparaître des manifestations générales de la diathèse jusque-là latente. Les faits de cette nature ont été peut-être exagérés. La généralisation n'est pas une loi fatale, on ne peut cependant pas la nier, et il n'est personne qui n'ait été témoin de ces cas où, à la suite d'une opération légère, justifiée en apparence, l'on a vu des manifestations générales faire explosion et enlever le malade.

Il n'est pas besoin de développer plus longuement cette notion de l'influence réciproque des états généraux et du traumatisme. Cette doctrine a aujourd'hui droit de domicile dans notre pays ; il reste à discerner les cas dans lesquels cette influence se fera sentir et d'en chercher la cause.

Qu'il nous soit permis de faire hommage de ce travail à notre maître M. le professeur Fournier, auprès de qui nous avons passé notre dernière année d'internat, et qui nous a fait l'honneur d'accepter la présidence de notre thèse.

Que M. le professeur Richet, que MM. Hérard, Mesnet, R. Moutard-Martin, Peyrot, Dreyfus-Brisac, Guéniot, Gombault, Gouraud, veuillent bien accepter le témoignage de ma reconnaissance et de mon attachement.

PREMIÈRE PARTIE

OPINION DES AUTEURS SUR LA MARCHE DE LA TUBERCULOSE GÉNITO-URINAIRE

On peut dire que toutes les opinions ont été émises à ce sujet. En clinique, il est fréquent de voir des malades venir trouver le médecin pour un gonflement douloureux de l'épididyme. Cette première manifestation apparente de la diathèse a fait admettre que c'était bien là la première manifestation réelle. Aussi Ricord a-t-il pu dire, lorsqu'il y a des tubercules dans quelques parties des voies génitales, il y en a dans l'épididyme. M. Tillaux reproduit la même idée dans son traité d'anatomie. Les tubercules des voies génitales débutent presque toujours par l'épididyme.

Dans une leçon clinique sur la tuberculose urinaire, M. le professeur Guyon écrivait : Pour procéder sûrement au diagnostic de la tuberculose urinaire, il est nécessaire de connaître quelques-uns des points principaux de la marche de cette maladie dans ses rapports avec la tuberculose des organes génitaux. Ainsi plusieurs conditions peuvent se présenter. Les lésions tuberculeuses du testicule et *des vésicules séminales peuvent exister sans qu'il y ait tuberculose urinaire. C'est là le cas le plus ordinaire.*

Dans une autre leçon, le même auteur, parlant de la cystite tuberculeuse, reconnaît qu'elle est rarement primitive au sens absolu du mot, parce que les sujets ont eu d'autres manifestations de la diathèse, pulmonaire osseuse, articulaire ou autre ; enfin, elle n'est pas primitive, parceque, dans la très grande majorité des cas, il est déjà possible de rencontrer dans l'épididyme, le cordon et surtout les vésicules séminales ou la prostate, des noyaux indurés caractéristiques.

M. le professeur Gosselin, dans une note ajoutée au traité des maladies du testicule de Curling, s'exprime ainsi : « M. Dufour établit dans sa thèse que la tuberculose isolée du testicule est assez rare, et que, le plus souvent, elle coïncide avec une tuberculose de plusieurs autres parties de l'appareil génital, notamment de la prostate et des vésicules séminales. J'ai plusieurs fois vérifié sur le cadavre la justesse de cette opinion, et sur le vivant, il m'est arrivé souvent de compléter le diagnostic de testicule tuberculeux, par le toucher rectal qui me permettait de constater une lésion analogue de la prostate ou des vésicules séminales.

Il faut d'abord savoir, disent MM. Voillemier et Le Dentu, que la prostate peut être atteinte la première et être seule atteinte, l'observation de Béraud en fait foi. Le plus souvent, c'est le cas le plus ordinaire, les individus qui ont des tubercules dans la prostate en ont en même temps dans l'épididyme et le testicule, ou dans l'appareil urinaire (rein vessie) ; alors, c'est surtout la tuberculisation miliaire que l'on observe.

Plus souvent encore, la maladie suit dans sa propagation une marche inverse, et les lésions semblent remonter du testicule et de l'épididyme vers la prostate.

Plus loin, après avoir admis l'existence de la tuberculose primitive de la vessie, ces auteurs ajoutent : Toutefois, nous devons faire remarquer que la tuberculose vésicale marche souvent de pair avec la tuberculose rénale, soit même avec celle de l'urèthre.

Cette tendance de la tuberculose à envahir l'appareil génital et urinaire, reconnue par ces auteurs, est aussi admise par notre maître, M. le professeur Duplay. « Les altérations de la tuberculose restent rarement limitées à l'épididyme, au testicule et à la tunique vaginale ; elles s'accompagnent le plus généralement des lésions de même nature du canal déférent, des vésicules séminales de la prostate, de la vessie, de l'urèthre et des reins. »

Rayer admet que les tubercules des reins, après s'être propagés aux uretères et à la vessie, s'étendent quelquefois chez l'homme à la prostate et aux vésicules séminales. Cependant, ajoute-t-il, les maladies des reins sont plus souvent provoquées par celles des organes de la génération qu'elles n'excitent ou n'aggravent ces dernières.

Lorsqu'il existe des tubercules dans les reins, on en trouve le plus souvent dans d'autres parties de l'appareil génito-urinaire, les testicules, les conduits déférents, les vésicules séminales et le prostate chez l'homme.

Jusqu'ici les auteurs dont nous venons de rapporter les opinions admettent que la tuberculose suit plus volontiers une marche ascendante ou qu'elle tend à se généraliser.

M. Lécorché, dans son traité des maladies des reins, admet plus volontiers que la tuberculose suit une marche descendante. Quand elle est étendue aux reins, aux calices et aux bassinets, il est rare qu'elle se localise à ces parties ; le plus souvent, elle s'étend à l'uretère, 30 sur 32, à la vessie dans 21 cas, à l'urèthre 7 fois. Vésicules séminales, 6 fois. Testicule, 5 fois. 25 fois la tuberculose rénale existait seule. Pour lui, les tuberculoses secondaires sont limitées aux reins. Ils ne se rencontrent que très rarement dans les calices et les bassinets, plus rarement encore dans les uretères et la vessie.

Cette tendance à localiser l'affection dans le rein s'accentue encore avec Rilliet et Barthez. Pour eux, la tuberculose miliaire siège dans la substance corticale dans laquelle elle est comme enchâtonnée. Dans les cas où il n'existe que des granulations grises ou des tubercules disséminés dans les reins, le bassinet et les uretères ne nous ont offert aucune altération. Sur 49 enfants ayant des tubercules rénaux, une fois seulement les uretères étaient envahis par la matière tuberculeuse. Il est infiniment plus rare de voir le produit accidentel se développer dans la vessie.

Pour saisir, dit M. Lancereaux, dans l'article « rein » du Dictionnaire encyclopédique, les nombreuses différences que peut présenter le rein tuberculeux, il importe de suivre la marche de cette altération, qui affecte tout d'abord la muqueuse des voies urinaires. On trouve des granulations dans la vessie, au niveau du bas-fond et du col, dans les régions prostatiques et membraneuses de l'urèthre, dans le voisinage du verumontanum, mais on les trouve surtout dans les uretères dont les parois sont épaissies et le calibre dilaté, souvent dans le bassinet et les calices.

De la muqueuse des bassinets l'altération tuberculeuse s'étend à la substance rénale, envahit du sommet à la base les pyramides de Malpighi, enfin, la substance corticale. Et plus loin : « Il est assez rare, contrairement à ce qui a été avancé par certains auteurs, de voir coexister cette néphrite avec la tuberculose des organes générateurs, à savoir la prostate, les vésicules séminales, les épididymes et les testicules. Nous aurons plus loin l'occasion de revenir sur cette affirmation du savant anatomo-pathologiste.

Nous ignorons, dit M. Labadie-Lagrave, à propos de la néphrite caséeuse, les causes de la tuberculose miliaire aiguë ; mais nous savons que ses localisations se rencontrent plus souvent dans les reins des enfants que dans ceux des adultes...

L'auteur un peu éclectique incline à penser que le rein n'est pris que secondairement. « Cette destruction caséeuse des reins peut être consécutive à une dégénérescence de même ordre des bassinets et des uretères. Bien plus, le point de départ de la lésion caséeuse peut être dans la vessie, la prostate et surtout le testicule. « L'auteur reconnaît cependant plus bas, que l'ablation *même précoce* d'un testicule tuberculeux, n'empêche pas la dégénérescence caséeuse de s'étendre aux voies urinaires et au rein.

Vogel, Rokitansky professent la même manière de voir; pour eux la tuberculose débute par le testicule et s'étend à la vessie et aux reins. Les Drs Smith, Wilkes croient, au contraire, que l'affection débute par les reins, pour se propager de là aux autres canaux. Roberts, dont nous avons rapporté plus haut la statistique si instructive, partage cette manière de voir.

Au cours d'une discussion soulevée par Kœnig, au sein de la Société de médecine et de chirurgie de Berlin, sur l'opportunité de la castration dans la tuberculose du testicule, Gueterback déclare que l'on ne peut séparer la tuberculose du testicule de celle de la vessie et des reins. D'un côté, il croit que la vessie est toujours affectée secondairement, et de l'autre côté, il n'a jamais vu une affection tuberculeuse isolée du testicule.

M. Julien, après avoir dépouillé 41 observations, pour savoir dans quels organes on retrouve les tubercules, croit pouvoir formuler les conclusions suivantes : « Si vous trouvez la prostate lésée chez un phthisique, soupçonnez une lésion de même nature dans le rein ou le testicule. En somme, cela revient à dire que la tuberculose isolée de la prostate est excessivement rare.

M. Collinet, dans sa thèse, arrive aux mêmes conclusions. « D'après notre statistique, dit-il, la tuberculose de la prostate accompagnerait bien plus souvent celle du rein que du testicule. »

M. Reclus, dans sa thèse remarquable à tant de titres, s'occupe surtout de la marche de l'affection des voies génitales ; ce n'est qu'incidemment que l'auteur parle de la tuberculose urinaire. Dans son esprit, les lésions urinaires succéderaient aux lésions des organes génitaux.

L'auteur parlant de la marche dans cet appareil, reconnait qu'il est tout à fait exceptionnel de voir le tubercule pris en dehors de l'épididyme, et qu'avec un testicule tuberculeux il est rare de trouver une prostate saine; pour y croire, ajoute-t-il, il nous faudrait les pièces en main. L'auteur croit plus volontiers que l'évolution de la tuberculose est simultanée dans la prostate et le testicule, et reconnaît comme exceptionnels les cas où la prostate est atteinte en dehors d'autres organes.

Le relevé des opinions des auteurs que nous venons de faire nous paraît suffisant. On voit, d'après ce qui précède que toutes les parties du système génito-urinaire ont tour à tour été regardées comme pouvant être le premier siège de manifestation de la diathèse, et que tous les modes de propagation ont été admis comme possibles. Au milieu de toutes ces opinions contradictoires, il est bien difficile au chirurgien de se faire une opinion. La question attend toujours sa solution. Néanmoins on peut reconnaître au milieu de cet exposé deux tendances, l'une qui veut faire naître le tubercule dans le testicule et l'épididyme, et qui le fait se propager de là aux autres canaux, l'autre qui fait débuter l'affection par le rein, d'où elle gagne les autres voies d'excrétion.

Il n'est pas sans intérêt de faire remarquer que la dernière opinion est soutenue par les anatomo-pathologistes, et que les cliniciens, au contraire, penchent pour le premier mode. Loin de nous la pensée de vouloir refuser toute valeur à l'étude clinique, mais on reconnaîtra sans peine qu'elle doit céder le pas à l'anatomie pathologique. Sans vouloir médire du clinicien, on peut dire qu'il peut être souvent la victime d'une illusion. L'épididymite tuberculeuse est souvent la première détermination appréciable de la tuberculose génito-urinaire, celle pour laquelle le malade vient réclamer les secours de l'art. Il est sans doute bien difficile au clinicien de se défendre de l'idée que c'est là la première manifestation de la diathèse.

Jusque-là, en effet, la tuberculose des voies urinaires ou génitales ne s'est peut-être révélée par aucun trouble fonctionnel, et les signes physiques ne sont pas encore suffisants pour établir le diagnostic.

DEUXIÈME PARTIE

COMMENT MARCHE LA TUBERCULOSE DANS LES VOIES GÉNITO-URINAIRES

L'étude clinique est donc impuissante à résoudre la question de la marche de la tuberculose ; nous allons exposer dans ce chapitre la marche, telle qu'elle peut être déduite de l'étude des lésions anatomiques.

Mais avant de dépouiller le cas de tuberculose génito-urinaire, dont les lésions ont pu être vérifiées à l'autopsie, nous tenons à bien établir ce fait aujourd'hui parfaitement démontré, que caséification et tuberculose ne font qu'un. « Comme le dit M. Hanot, grâce aux travaux de Villemin, Hérard et Cornil, Vilson, Fox, Rindfleish, Thaon, Grancher et Charcot, la dualité est définitivement réduite à néant. » La théorie de la pneumonie caséeuse, maladie distincte de la tuberculose, édifiée par Reinhard, développée par Virchow, et rajeunie par Niemeyer a fait son temps.

La pneumonie caséeuse doit désormais rentrer dans la tuberculose. Que le tubercule se crétifie, se caséifie ou s'indure, il ne faut voir là que des formes anatomiques, des façons d'être d'un élément primitif, un dans chaque nature, la granulation tuberculeuse.

Ceci admis, nous laisserons de côté, la question de

la tuberculose primitive ou secondaire des voies génito-urinaires. Il est surabondamment prouvé que l'appareil génito-urinaire peut être seul envahi par la tuberculose, et que la loi formulée par Louis se trouve ici en défaut.

Il est même digne de remarque, de voir que la tuberculose reste longtemps cantonnée dans ce système, alors que le malade conserve d'autre part toutes les apparences de la santé.

Pour démontrer la marche de la tuberculose génito-urinaires, on peut s'appuyer soit : 1° sur l'observation clinique; 2° soit sur l'anatomie pathologique; 3° soit enfin sur l'expérimentation.

Il n'est pas besoin d'insister beaucoup pour faire voir combien les données fournies par la clinique sont incertaines pour élucider cette question.

Sans doute, lorsque les manifestations tuberculeuses sont accessibles au toucher comme dans la tuberculose de l'épididyme, les signes physiques par lesquels elle s'annonce sont assez nets pour permettre d'établir le diagnostic.

Mais comment s'enquérir des lésions des voies urinaires supérieures et urinaires. Si dans quelques cas la tuberculose de la prostate, du cordon, ou des vésicules séminales peut être facilement reconnue, combien de fois passera-t-elle inaperçue? Qu'est-ce qui peut affirmer que les lésions tuberculeuses n'existaient pas déjà avant qu'elles deviennent appréciables à nos moyens d'investigation. Il nous a été donné de voir dans un cas de tuberculose testiculaire, deux granula-

BIBLIOTHÈQUE ... IMPRIMÉS

tions cachées dans la substance de la prostate; le volume de la glande n'était nullement augmenté, et il était impossible de sentir par le toucher rectal ces granulations, cachées dans la profondeur de son tissu.

Pour le clinicien, ce cas aurait certainement passé pour une tuberculose primitive du testicule.

S'il est déjà difficile de pouvoir, dans un grand nombre de cas, affirmer l'existence de la tuberculose des voies génitales, de quelles difficultés va être entouré le diagnostic de ses manifestations sur les voies urinaires.

Sans doute, lorsqu'il y a cystite tuberculeuse, les signes sont assez nets pour permettre d'affirmer le diagnostic, l'hématurie, les urines purulentes, la cystalgie surtout, suffisent pour reconnaître l'affection; mais comment soupçonner, par exemple, l'existence de la tuberculose de l'uretère, du bassinet et du rein? L'hématurie, l'albuminurie, les douleurs lombaires, sont des signes communs à tant d'affections de ces organes, qu'ils perdent de leur valeur, comme le dit fort justement M. Tapret, dans la tuberculose primitive du rein, les symptômes sont nuls ou peu appréciables, et il est souvent impossible, même par exclusion, d'en affirmer l'existence.

Nous avons supposé des lésions graves et avancées, mais qu'adviendra-t-il, lorsqu'il n'existe que quelques rares granulations dans le rein ou dans la vessie? elles passeront fatalement inaperçues du médecin. Avant qu'il se soit formé des cavernes dans le rein, ou que le bas-fond de sa vessie soit ulcéré, il existe toute une période où la granulation tuberculeuse, jeune encore à l'état cru, pour nous servir d'une expression consacrée, ne s'accuse que par des signes vagues, sur lesquels on ne peut s'appuyer pour établir le diagnostic. Avant d'avoir une néphrite caséeuse, ou une cystite tuberculeuse, le malade a peut-être depuis longtemps de la tuberculose vésicale. Ces granulations tuberculeuses ne sont pas désagrégées peut-être, j'ajoute peut-être ne se désagrégeront-t-elle jamais.

Par quoi se traduira en clinique cette évolution tuberculeuse ? L'autopsie seule permettra d'en reconnaitre l'existence.

Nous en avons assez dit, pour établir que, dans un grand nombre de cas, les données fournies par l'étude du malade sont insuffisantes pour faire reconnaître la marche de la tuberculose dans l'appareil génito-urinaire, et pour montrer combien est grande l'illusion des médecins qui ont cru pouvoir suivre la marche de l'affection en s'appuyant sur les seules données de la clinique.

L'observation même la plus attentive du malade ne peut donner que des probabilités, sur le mode de début et de propagation de la tuberculose dans les voies génito-urinaires.

L'étude des cas que l'on a pu vérifier à l'autopsie, la nature des lésions, que l'examen nécroscopique a permis de surprendre à tous les degrés de leur développement peut, selon nous, apporter des données sérieuses à la solution de l'importante question de la marche de la tuberculose dans le système génito-urinaire.

Voici d'abord la relation des cas, qu'il nous a été donné d'observer.

Observation I (personnelle).

Tuberculose des reins, des uretères, de la vessie, de la prostate des vésicules séminales de l'épididyme gauche.

Service de M. le professeur Richet.

B... (Simon), 29 ans, entre le 21 avril 1883 à l'Hôtel-Dieu, salle Saint-Landry, n° 20. On ne trouve aucun antécédent pathologique. Arrivé à Paris, il y a trois ans, il se livre à toutes sortes d'excès ; il passe ses nuits à s'amuser et à boire. Malgré cela, sa santé est restée bonne jusqu'en décembre 1882. A cette époque, il a une pleurésie gauche. Simultanément, son genou gauche devient douloureux et gonflé, peu de temps après, il a un pissement de sang qui survient sans cause.

Une pleurésie, une arthrite, une hématurie, ce sont là trois manifestations qui, dans les conditions où elles se sont produites, ne peuvent relever que de l'infection tuberculeuse pénétrant par trois points de l'organisme.

Cet état se calme, et au bout de quelques semaines, le malade est rendu à la vie ordinaire.

Il entre à l'hôpital le 21 avril 1883. Depuis huit jours, le genou gauche, devenu gros et douloureux, empêche la marche.

A son entrée, on constate une augmentation notable de l'articulation du genou gauche, le membre est très amaigri, la palpation permet d'y reconnaître la présence d'un liquide, de plus il offre cette consistance pâteuse et semi-fluctuante de fongosités articulaires.

Auscultation. La respiration est pure, même au sommet, le

malade ne tousse pas; d'autre part, on ne constate aucune autre manifestation de la diathèse.

29 mai. Le malade accuse une douleur et du gonflement dans le testicule gauche. Œdème du scrotum, augmentation du volume de l'épididyme qui est douloureux.

Toucher rectal : vésicule séminale gauche dure, prostate indurée et sensible.

25 juin. M. Richet pratique l'ignipuncture suivant sa méthode.

11 juillet. Le malade se plaint d'étouffer, il souffre de la tête, a de la fièvre. On constate au sommet gauche quelques râles sibilants, il expectore des crachats muqueux.

Le 14. Le malade est pris d'un délire tranquille avec tendance marquée à la somnolence.

Le 15. Le coma s'accentue. Au sommet droit, râles sibilants dans une étendue plus considérable; urines rares et troubles, dépôt purulent.

Le 17. Mort dans le coma.

Autopsie. — Poumons : Adhérence du sommet gauche, infiltration de granulations tuberculeuses de date récente, congestion de tout le lobe supérieur.

Poumon droit : A peine quelques granulations au sommet. Intestins. Granulations agglomérées sur le péritoine viscéral et pariétal.

Appareil génito-urinaire : Reins. Noyaux tuberculeux dans l'épaisseur des deux reins. Uretères transformés en deux cordons volumineux, bosselés; ulcération à la face interne qui est recouverte de débris caséeux.

Vessie. Ulcérations arrondies, et irrégulières, quelques granulations.

Prostate volumineuse; contient un foyer rempli de matières caséeuses. Les vésicules séminales flexueuses et dilatées sont couvertes d'ulcérations à la face interne. L'épididyme du côté gauche contient un noyau tuberculeux.

Cerveau. Méningite de la base.

OBSERVATION II (personnelle).

Tuberculose des reins, des uretères, de la vessie et de l'urèthre (portion prostatique) de la prostate des vésicules séminales des canaux déférents, de l'épididyme droit.

G... (Joseph), 45 ans, entre le 20 mars 1882, salle Saint-Landry, nº 9. Pas de maladie dans sa jeunesse, homme robuste ; à 23 ans, chancre syphilitique soigné au Midi, n'a pas eu d'accidents secondaires. Vers cette époque, blennorrhagie qui a duré six mois, ni orchite, ni cystite. En 1870, sans cause appréciable (sa femme n'ayant aucun écoulement vaginal), il voit survenir un écoulement moins visqueux, plus blanc, tachant moins le linge que le premier; depuis cette époque, il a conservé cet écoulement. Il a pu continuer son travail, la miction était indolore, mais le jet était plus petit, plus faible, irrégulier, tantôt goutte à goutte, ou en vrille en deux filets, etc., puis il survenait de l'amélioration.

Depuis quelque temps, cependant, la miction est devenue très douloureuse.

Il y a de cela onze mois, en faisant un effort, il ressent une vive douleur dans le testicule gauche. Il n'a ni frisson, ni fièvre, la douleur cesse, mais les bourses et la région périnéale se tuméfient. Il se décide à entrer à l'Hôtel-Dieu, dans le service de M. Cusco, suppléé par M. Monod. On diagnostique une infiltration d'urine, on incise, huit jours après sondes et bénique. Un mois après, il sort conservant une fistule périnéale. Il entre le 20 mars 1882 dans le service de M. le professeur Richet.

Urèthre. Série de rétrécissements de plus en plus serrés depuis le méat jusqu'à la région prostatique où la sonde est fortement serrée.

Bourses : A gauche il existe une tumeur tendue fluctuant

transparente, que l'on ponctionne avec une lancette. Il sort un liquide transparent.

A droite il existe une induration et petit noyau isolé du testicule à la partie supérieure.

Le cordon droit est augmenté de volume.

Prostate volumineuse, noyaux d'induration.

Auscultation. Induration du sommet droit. Sueurs nocturnes, fièvre, perte d'appétit.

Traitement : Sonde à demeure ; on lui passe successivement jusqu'au 22 de la filière, puis des béniques.

Il a eu de la fièvre et des uréthrorrhagies après le cathétérisme, abcès à la partie postérieure des bourses. On l'incise. Castration le 14 avril. Testicule gauche.

Le canal déférent est plein de pus, il existe un abcès dans l'épididyme, et dans le corps d'Hygmore. Adhérences des feuillets de la vaginale, limitant des cloisons. Le malade meurt quelques jours après l'opération, d'épuisement amené par une diarrhée profuse.

Autopsie. 18 avril 1886. — Poumons, adhérences pleurales à droite. Au sommet gauche, tubercules crétacés rares à droite. Cavernule au sommet.

Cavité abdominale. Péritoine pariétal et viscéral criblé de tubercules miliaires, foie énorme, blanc jaunâtre, gras pesant 3 kilogrammes. Rate triplée de volume. La vessie est recouverte de tubercules et rétractée.

Rein gauche volumineux, globuleux, capsule adhérente, aspect blanc à la coupe, substance corticale réduite à 2 millimètres d'épaisseur.

Pas trace de tubercule. Uretère sain.

Rein droit. S'est creusé une loge dans le foie, entouré d'une gangue d'où il est difficile de l'extraire. Il existe une cicatrice sur le bord convexe. On reconnaît à la palpation l'existence d'une cavité kystique. La section découvre une série de cavités remplies de matière caséeuse, situées toutes à la même hauteur dans le parenchyme (base des pyramides).

L'uretère est presque du volume du petit doigt, mais le calibre n'est pas augmenté. La surface de la muqueuse présente par endroits des ulcérations recouvertes de matière grisâtre plâtreuse.

Vessie entourée d'exsudats. La muqueuse présente une coloration lie de vin, il n'y a pas d'ulcération, mais un semis de granulations tuberculeuses, au niveau de l'embouchure des uretères et à l'origine de l'urèthre.

En poursuivant la dissection, le scalpel arrive sur un tissu épais, fibreux formant une masse dans laquelle sont confondues les vésicules séminales, la prostate, la portion prostatique de l'urèthre. Dans les parties centrales il existe un grand nombre de cavités anfractueuses, dans laquelle il est impossible de reconnaître un canal, en outre quelques foyers caséeux.

On peut cependant retrouver le canal déférent droit. Il est dur et augmenté de volume. La cavité contient de petits amas grenus, la muqueuse est exulcérée. On retrouve ces lésions jusqu'à l'origine; en poursuivant, on découvre deux foyers caséeux dans la tête et la queue de l'épididyme. Le testicule est sain.

La portion membraneuse de l'urèthre est saine.

Observation III (personnelle).

Mathieu (Léopold), entre le 20 avril 1883 dans le service de M. le professeur Richet suppléé par M. le Dr Peyrot.

Le malade s'est toujours bien porté jusqu'au mois de décembre 1882. A ce moment, il voit apparaître sur le testicule gauche une grosseur qui, d'après ce que nous indique le malade, occupait la queue de l'épididyme. Quelques jours après le testicule de ce côté devenait douloureux, et atteignait en quelques jours le volume d'un œuf qu'il a aujourd'hui. En même temps, le malade éprouvait de violentes douleurs en urinant et pissait du sang assez fréquemment. Il toussait aussi et crachait abondamment.

Le testicule gauche a le volume d'un œuf, sa consistance est égale partout ; il existe de la fluctuation au niveau de la queue de l'épipidyme et de la tête. Le cordon ne paraît pas altéré ; mais la vésicule séminale gauche est volumineuse, comme injectée au suif.

Du côté de la poitrine, on trouve de la subsmatité à gauche, et en arrière, quelques crachements pendant la toux, les crachats sont purulents.

Castration le 19 mai 1883. Ligature du cordon en masse, pansement de Lister.

Examen de la pièce. L'épididyme n'est plus qu'une masse caséeuse ramollie. Le testicule est criblé de granulations miliaires, le cordon paraît sain.

Le 20 mai. 39°,2.

Le 22. On enlève les fils, la réunion s'est opérée par première intention.

Le 23. Douleur au niveau de l'orifice de l'anneau inguinal externe. Légère albuminurie. Douleurs vives en urinant. Le malade a de la dyspnée. Submatité au sommet gauche en arrière ; en avant, la respiration est soufflante. Il existe quelques râles disséminés. Aux crachats purulents est venue s'ajouter une abondante expectoration spumeuse, indice d'une congestion pulmonaire symptomatique.

Le 24. Les lésions pulmonaires s'aggravent. Nombreux râles sous-crépitants aux bases à l'inspiration, à la partie moyenne, ronchus, sibilance. Les crachats sont filants, adhérents, battus.

Mauvais état général, fièvre vive, sueurs profuses.

Le 26. L'état s'est aggravé ; œdème des membres inférieurs. Mort dans la nuit. Asphyxie.

Autopsie. — Thorax. Granulations sous-pleurales ; le poumon gauche est infiltré de granulations tuberculeuses, ramollies au sommet. Congestion à la base.

A droite, granulations grises très abondantes, non ramollies. Foie gras. Rate, tubercules sous la capsule. Rein droit augmenté de volume, piqueté jaunâtre à la surface, d'aspect granulo-graisseux à la coupe. Quelques-uns de ces points sont indurés.

Rein gauche. A la surface, près de l'extrémité supérieure, on voit sur une étendue de plusieurs centimètres, empiétant sur les deux faces et le bord externe, une plaque en retrait sur les parties environnantes, d'aspect blanc fibreux, dure au toucher. La coupe faite à ce niveau, met à découvert une caverne remplie de détritus crétacés.

Les lésions se poursuivent sur toute la longueur de l'uretère, on remarque des pertes de substance, allongées, dont la surface est recouverte de détritus caséeux.

Vessie. Présente une quinzaine d'ulcérations recouvertes d'un enduit jaunâtre.

Au niveau du col de la vessie, la muqueuse est détruite, l'ulcération se prolonge dans le canal de l'urèthre au delà des orifices des conduits éjaculateurs. Dans le reste de son trajet, l'urèthre est rouge, mais ne présente ni ulcérations, ni granulations.

La prostate est à peine augmentée de volume. Dans le lobe gauche, près du sommet, on trouve deux ou trois petits noyaux blancs indurés. Dans le lobe droit, il en existe cinq ou six de la grosseur d'un grain de millet un peu ramollies au centre.

La vésicule séminale gauche est transformée en un abcès caséeux, la droite contient du pus. Si l'on poursuit les lésions du côté des canaux déférents, on trouve, sur le gauche, des lésions ulcératives des parois avec débris caséeux à la surface, ces lésions se retrouvent jusque sur l'extrémité du cordon à l'endroit où a porté la ligature.

A droite, des lésions semblables existent, on peut les suivre jusqu'au niveau de l'épididyme, il existe quelques granulations *dans la queue de l'organe*, puis le reste est sain, mais vascularisé. Enfin, la glande elle-même ne présente pas de granulations tuberculeuses.

Observation IV (personnelle).

Tuberculose du testicule. — Castration. — Guérison.

V... (Alphonse), 16 ans, domestique, entre, le 6 juin 1883, dans le service de M. le professeur Richet. Il est malade depuis le mois d'octobre. Il habite la campagne, et malgré cela, il est pâle et chétif. Il a eu, il y a un an de cela, une pleurésie droite. Il existe encore dans le tiers inférieur de ce poumon en arrière, de la subsmatité, les vibrations thoraciques sont augmentées, il y a de la diminution du murmure vésiculaire, et une légère résonnance de la voix.

L'affection qui l'amène a débuté il y a un an; il a vu survenir un gonflement du testicule droit sans éprouver de fortes douleurs. L'épididyme gauche est bosselé dans sa totalité. Au niveau de la queue, on trouve les traces d'un abcès qui s'est fermé. Le cordon est légèrement plus gros que celui du côté opposé, la vésicule séminale droite est grosse, injectée, elle ne paraît pas ramollie.

Castration le 16 juin. Examen de la pièce. Épididyme caséeux.

Le 18. On refait le pansement, le cordon est douloureux au niveau de la ligature.

Temp. 38°9. Peau chaude, pas d'appétit, coliques abdominales.

Le 21. Rougeur, chaleur et empiètement le long du trajet inguinal, à ce niveau on perçoit une odeur sphacélique.

Le 26. La plaie a bon aspect, l'état général est devenu satisfaisant.

Les jours suivants, l'amélioration persiste, le malade sort le 16 juillet.

Le malade dont nous allons publier l'intéressante observation a été soigné dans le service de notre maître, M. le Dr Hérard.

OBSERVATION V. (Personnelle.)

B.. Félix, 32 ans, entre le 13 décembre 1884, salle Saint-Charles, à l'Hôtel-Dieu. Il tousse depuis quatre ans et n'a jamais eu d'hémoptysie. Depuis cinq jours il respire difficilement. Cette gêne respiratoire va en augmentant, la face est cyanosée, le visage et les mains sont bleuâtres, les extrémités sont froides. Respiration brève, haute, suspirieuse.

L'examen de la poitrine fait constater une exagération de la sonorité, on entend des râles sibilants et tous crépitants disséminés dans les deux poumons.

Les crachats sont séreux, battus et peu abondants.

Diagnostic. Tuberculose miliaire aiguë du poumon.

Le 17. L'asphyxie s'accuse encore davantage, le pouls est à 120. Resp. 60. Temp. axill. 39°4.

Le malade meurt dans le collapsus.

Autopsie. — Granulations miliaires dans les deux poumons. Congestion pulmonaire péri-tuberculeuse. Aux sommets pas de lésions tuberculeuses anciennes.

Les deux reins sont congestionnés, la coupe démontre que leur tissu est parsemé de granulations miliaires; elles sont plus abondantes dans le rein droit; quelques-unes sont ramollies au centre, leur volume ne dépasse pas celui d'une tête d'épingle. Elles siègent dans la substance corticale, et dans celles des pyramides. Il y a environ cinquante granulations dans chaque rein.

Dans les uretères on retrouve quelques granulations sans ulcérations. La vessie est rétractée; elle contient une urine louche et floconneuse; la surface interne présente des arborisations vasculaires sur toute son étendue ; elles sont plus confluentes au niveau du trigone, autour des orifices. Sur la muqueuse on distingue quelques granulations miliaires, mais sans ulcération. Dans l'urèthre au sortir de la vessie, on voit quelques granulations, plus bas au-dessous du vérumontanum le canal présente un aspect anfractueux ; on aperçoit quelques granulations jusqu'au niveau d'un rétrécissement qui siège au niveau du bulbe. En pressant la prostate, on fait sourdre par l'orifice du canal éjaculateur droit un liquide laiteux que le microscope fait reconnaître comme étant du pus. En incisant le lobe droit de la prostate on trouve une petite cavité contenant du pus. Les vésicules séminales sont saines, le liquide qu'elles contiennent est normal. Le lobe gauche de la prostate est sain. Les canaux déférents n'ont aucune lésion, non plus que les épididymes et les testicules.

Observation VI (personnelle).

(Service de M. le Dr Mesnet.)

M. Joseph, 32 ans, journalier, entre le 22 décembre 1885 à l'hôpital Saint-Antoine. Il est malade depuis deux ans environ.

Depuis cette époque, il tousse. Aujourd'hui il est arrivé à la période ultime d'une tuberculose pulmonaire.

Cavernes, infiltration tuberculeuse, etc.

Le seul côté qui nous intéresse est l'existence d'une épididymite tuberculeuse droite. Cette tuméfaction est survenue à la suite d'un effort de toux, la douleur a toujours été très modérée. Il n'a jamais eu ni hématurie, ni troubles dans la miction. Il n'a pas eu non plus de chaudepisse.

Le malade meurt le 25.

Autopsie. — Les poumons présentent des lésions tuberculeuses, à tous les degrés de développement. Il s'est fait une poussée de granulations miliaires.

Les deux reins sont augmentés de volume ; à leur surface on remarque quelques dépressions blanchâtres. Sous la capsule il existe une série de petits points jaunes de la grosseur de la tête d'une épingle au nombre de 10 environ ; par place on remarque également quelques petits foyers hémorrhagiques. Cet aspect se retrouve sur les deux reins.

A la coupe, le rein droit offre une coloration rougeâtre, parcourue par des tractus blancs. La substance corticale est réduite à un demi centimètre à peine. La substance des pyramides est détruite par places. Sur toute la surface de section, disséminés dans les deux substances, mais surtout dans les pyramides, on trouve de petits noyaux caséeux.

En un point ces noyaux se sont agglomérés et ont formé une travée dans toute la longueur d'une pyramide. L'extrémité vient s'aboucher dans un calice. La capsule se détache difficilement. En ouvrant le bassinet il s'écoule un liquide lactescent, que l'on retrouve dans l'uretère. La muqueuse de ce conduit ne présente pas de lésion.

Sur le rein gauche, on retrouve à peu près les mêmes lésions, les granulations sont cependant plus abondantes dans les pyramides, surtout à la limite des deux substances.

Rien à noter dans l'uretère. La vessie est revenue sur elle-même. La muqueuse est légèrement vascularisée.

A la partie supérieure, il existe une petite ulcération de 4 millimètres de diamètre. On n'aperçoit pas trace de granulations, au niveau de l'abouchement des uretères et au niveau du col. Des deux côtés du vérumontanum il existe quelques granulations tuberculeuses. Dans le reste de son étendue l'urèthre est sain.

Prostate. — Dans le lobe droit on trouve un foyer de maière caséeuse, qui a la consistance du mastic. Le lobe gauche est normal.

La vésicule séminale gauche contient un liquide visqueux jaune vert. Le volume est normal.

La vésicule droite a cinq, son volume ordinaire ; elle est

bosselée, blanchâtre. La coupe montre qu'elle est formée de masses caséeuses, dont les unes sont ramollies et liquides. Le canal éjaculateur gauche ne présente pas d'altération ; le droit au contraire est quadruplé de volume, flexueux, jaunâtre, comme injecté à la cire ; à la coupe, il présente une série de foyers caséeux, les parois sont ulcérées, tomenteuses.

Canaux déférents. — Dans toute sa longueur, la muqueuse de celui du côté droit présente une surface grenue, çà et là quelques points plus vascularisés ; dans la partie inférieure il devient bosselé et tortueux ; à ce niveau les lésions destructives sont plus avancées.

L'épididyme est quadruplé de volume, et offre un aspect jaune blanchâtre ; la queue contient un abcès, le reste est formé par une masse caséeuse ; le testicule est sain.

Du côté gauche on ne trouve aucune lésion dans toute l'étendue du canal déférent et de l'épididyme.

L'étude des cas que nous venons de rapporter, auxquels nous pourrions encore joindre celui d'un malade que nous avons eu occasion d'observer à l'hôpital Cochin, dans le service de notre maître M. le Dr Robert Moutard-Martin, et chez qui les lésions étaient en tout comparables à celles que nous avons décrites, nous avait vivement intéressé. (Le cas figure dans l'atlas de MM. Guyon et Bazy.)

Elle nous faisait pressentir que jamais on ne trouve de lésions tuberculeuses, des parties inférieures de l'appareil génito-urinaire sans que les parties supérieures soient intéressées. Cette opinion qui ressortait de l'étude des faits observés par nous, n'a fait que s'affirmer à mesure que nous étudions les cas suivis d'autopsie, publiés dans les divers recueils scientifiques.

Nous avons successivement fait le relevé de tous les cas que nous avons pu trouver; nous possédons au moins cent observations, dans lesquelles l'examen nécroscopique est venu démontrer que l'infection suivait bien la marche que nous indiquerons plus loin.

La plus grande partie de ces observations que nous pourrions publier, sous forme de tableaux, ont été empruntées aux Bulletins de la Société anatomique.

Sur ce grand nombre, c'est à peine s'il y a six observations dans lesquelles on a pu trouver à l'autopsie des altérations tuberculeuses des parties inférieures de l'appareil génito-urinaire, alors qu'il n'en existait pas au-dessus.

Nous ne pouvons pas analyser une à une les observations qui composent cette série; mais nous pouvons dire que de leur étude attentive, il ressort nettement ce fait, que l'affection tuberculeuse débute par le rein, que cette première étape franchie, elle pénètre dans les voies urinaires, pour envahir successivement les canaux d'excrétions, uretères, vessie; arrivée à ce niveau, elle gagne la partie postérieure du canal de l'urèthre, pénètre dans les conduits éjaculateurs, envahit la prostate, les vésicules séminales, les canaux déférents, l'épididyme et le testicule, qui marque le dernier terme de ce processus d'envahissement.

Voici les faits : Il nous reste à démontrer en nous basant sur l'anatomie pathologique, que ce mode de propagation de l'infection bacillaire est bien le vrai.

S'il était exact de dire, comme le prétendent bon nombre d'auteurs, que la tuberculose génito-urinaire a une marche ascendante, il serait commun à l'autopsie des nombreux malades observés jusqu'à ce jour, de rencontrer la tuberculose en voie de se propager dans ce sens, et arrêté en un point des canaux d'excrétion, alors que les parties supérieures sont encore saines.

On devrait trouver, par exemple, un uretère envahi dans son tiers, dans sa moitié inférieure, alors que la partie supérieure et le rein correspondant ne présentent aucune lésion. Or, c'est ce que l'on n'observe pas. C'est constamment le contraire que l'on observe : on voit par exemple un rein envahi, les calices, le bassinet et l'uretère sont sains ou envahis en partie.

Lorsque l'on a observé, à l'autopsie, une tuberculose rénale, jeune, et j'entends par là une tuberculose constituée encore par des granulations miliaires à l'état cru, on en trouve dans le rein, mais exceptionnellement au-dessous. L'infection vient de se produire ; on l'a surprise au moment où elle débutait.

Rilliet et Barthez qui avaient l'occasion d'observer les lésions plus spécialement chez les enfants, ont fait cette remarque : Sur 312 cas, nous avons trouvé, disent ces consciencieux observateurs, 49 cas de tuberculose génito-urinaire. Le tubercule miliaire siège dans la substance corticale dans laquelle il est comme enchâtonné.

Très rarement il dépasse la substance corticale.

Nous n'avons vu, ajoutent-ils, qu'une fois les uretères envahis par la matière tuberculeuse. Cette lésion a été aussi mentionnée par Pasquet (Société anatomique, 1838).

Il est infiniment plus rare de voir le produit accidentel se développer dans la vessie.

M. Lécorché est du même avis. Les tubercules secondaires sont limités au rein. Ils ne se rencontrent que bien rarement dans les calices et les bassinets, plus rarement encore dans les uretères et la vessie.

Rayer dans son traité des maladies des reins est encore plus explicite. Je n'ai vu que deux fois, dit-il, la tuberculose du rein chez le nouveau-né et dans cas de diathèse tuberculeuse, un très petit nombre de grains tuberculeux étaient disséminés dans la substance des reins, il n'y avait pas de matière tuberculeuse, dans les uretères, les bassinets et le valve.

Il cite à l'appui de cette opinion une série d'observations.

Première série. Les faits qui appartiennent à cette série, comprennent les cas de diathèse tuberculeuse, dans lesquels le malade avait succombé à des manifestations de la diathèse sur d'autres appareils que les reins, alors qu'elle était, pour ainsi dire, à peine inscrite dans ces organes.

Il cite trois cas, dans lesquels les manifestations sont localisées aux reins.

Dans la deuxième série, le tuberculose a envahi les reins et les canaux d'excrétion, uretère, vessie-uretère. Dans la troisième série, les voies génitales sont intéressées, en même temps que les voies urinaires et les reins. Parmi ces seize observations, il cite le cas de plusieurs malades morts de maladie intercurrente, comme la pneumonie, ou de manifestations généralisées de la diathèse. L'appareil génito-urinaire était pris depuis peu de temps. On peut dire qu'il a surpris l'infection au moment où elle se produisait, et pour ainsi dire à son début.

Ces faits réduisent à néant l'objection qui aurait consisté à dire que, dans les cas de tuberculose généralisée trouvés à l'autopsie, rien ne prouvait que l'infection n'ait pas suivi une marche ascendante. Quant à celle qui consiste à baser la question de l'antériorité d'une lésion sur l'aspect qu'elle présente, nous croyons que, dans le plus grand nombre de cas, cela est impossible.

Nous estimons que l'on ne peut que rarement, sur la table d'autopsie, comparer l'âge de deux lésions tuberculeuses, d'après leur aspect. Si le tubercule une fois développé suivait une marche régulière et fatale identique dans tous les organes, cette comparaison serait possible; or, il n'en est rien.

Entre une épididymite caséeuse (forme clinique que l'on rencontre le plus habituellement, comme l'a démontré M. le professeur Richet et un tubercule caséeux ou induré du rein, il est bien difficile de dire laquelle des deux lésions a précédé l'autre dans son apparition.

C'est tout au plus si, dans quelques cas, on pourrait affirmer le fait, par exemple dans le cas où l'on trouverait des granulations miliaires dans un rein, avec une fonte caséeuse de l'épididyme ou de la prostate. Or, je ne sache pas que le fait ait été signalé.

Par quel point de l'appareil génito-urinaire, la tuberculose pénètre-t-elle. Tous les auteurs qui ont pu voir la granulation tuberculeuse qui vient d'apparaître dans le rein, ont signalé sa présence dans la substance corticale, soit sous la capsule, soit au voisinage des artérioles qui séparent les pyramides de Ferrein, comme l'avaient vu MM. Cornil et Rauvier. Aujourd'hui, grâce aux intéressantes recherches de notre ami, le Dr Raymond Durand-Fardel, le fait est démontré. On peut même aller plus loin, et préciser grâce à ses travaux le point de cette substance par où se fait la pénétration.

Dans une série de pièces anatomiques que nous avons pu examiner, et dont les planches sont annexées à son travail, l'auteur a fait voir que l'on peut trouver des bacilles, dans le bouquet vasculaire du glomérule, *alors même que les lésions anatomiques n'y sont pas encore apparentes*. Dans les lésions plus avancées, on les rencontre disposées dans les infiltrations tuberculeuses périglomérulaires en même temps que dans le glomérule.

De là les bacilles pénètrent dans les tubes urinitères, comme on peut le voir dans la figure 3 de la planche. D'autre part Baumgarten, dans un travail sur la tuberculisation expérimentale, signale la présence presque constante des bacilles dans les tubes urinifères.

Ces faits sont de la plus grande importance. Jusqu'ici il était légitime de supposer que la tuberculose, maladie parasitaire et infectieuse, était susceptible de déterminer dans le rein les lésions produites par les maladies de même nature, c'est-à-dire une néphrite dont on pouvait, par analogie avec celles décrites par M. le professeur Bouchard, soupçonner les lésions, mais la démonstration anatomiques manquait avant le travail du Dr R. Durand-Fardel.

Parvenu dans le tube urinifère l'élément infectieux, le bacille, va être transporté par le courant urinaire et soumis aux lois qui en règlent le cours, se propager dans les canaux d'excrétion, et se développer de préférence dans les points où le liquide séjourne et stagne le plus volontiers.

On le verra se développer, dans les calices, le bassinet, les uretères, dans la vessie, où les lésions occupent un siège de prédilection. Dans une vessie tuberculeuse, en effet, les altérations occupent le bas-fond, et lorsqu'elles sont plus étendues, c'est toujours dans cette région qu'elles sont le plus avancées.

Il est des cas où les granulations tuberculeuses, existent seulement au niveau des uretères, quelquefois même exclusivement à l'embouchure de celui qui est lui-même atteint de tuberculose. Elles s'étendent au col de la vessie, puis à la portion prostatique de l'urèthre. L'absence de lésions dans la portion membraneuse et pénienne est un fait presque constant. Lorsque l'on étudie ces diverses lésions et le siège qu'elles occupent de préférence, on peut se rendre compte de ce mode de propagation.

Deux conditions sont nécessaires par effet pour que l'inoculation se produise ; il faut d'une part que l'agent infectieux soit transporté ; en second lieu, il faut qu'il reste en contact avec les tissus pendant un temps assez prolongé pour s'inoculer. Il est évident que ces conditions se trouvent réalisées dans l'uretère, dans la vessie, dans la portion prostatique de l'urèthre.

Il ne faut pas chercher autre part que dans le fait de la stagnation la cause de la plus grande fréquence des lésions dans le bas-fond de la vessie à l'exclusion des autres portions de ce réservoir.

Dans les uretères, dans la région prostatique il en est de même. On pourrait croire, pour ce qui est de cette dernière région, que la condition de la stagnation ne s'y trouve pas réalisée. Il n'en est rien. Il est en effet démontré aujourd'hui que le col de la vessie laisse passer l'urine, lorsque le réservoir est plein d'une certaine quantité de liquide, et que le vrai sphincter n'est pas au col, mais qu'il est placé plus loin sur la portion membraneuse, le vrai sphincter uréthral est le muscle de Wilson.

Nous voyons, au contraire, pour les autres portions de l'uréthre, où le passage de l'urine est intermittent et rapide, les conditions de contact prolongé n'étant pas réalisées, l'inoculation ne s'y produire qu'exceptionnellement.

Telle est, suivant nous, la manière dont on doit comprendre la propagation de la tuberculose dans les voies urinaires, elle nous paraît satisfaisante pour l'esprit, elle a pour elle la sanction de l'anatomie pathologique, enfin elle n'est nullement en contradiction avec ce que nous enseigne la pathologie générale sur le mode d'inoculation et de propagation des agents infectieux.

Il nous reste maintenant à rechercher comment cette propagation s'opère dans les voies génitales.

D'après ce que nous avons cité plus haut, on peut préssentir quelle est notre manière de voir.

Il ressort, en effet, de l'étude des cas que nous avons recueillis, que la tuberculose génitale suit une marche ascendante de la prostate au testicule; une lésion tuberculeuse d'une portion de ces canaux suppose toujours une lésion de même nature dans les portions situées au-dessus.

Mais, nous objectera-t-on, dans l'infection génitale, la propagation se fait donc contrairement à la loi générale, qui veut que le transport se fasse dans le sens du courant du liquide qui charrie l'agent infectieux, puisqu'ils marche contre le courant du sperme?

Nous répondrons que, dans les voies génitales, le courant est, non pas rétrograde, mais indifférent, et que ce n'est que d'une façon intermittente que le sens du courant s'affirme au moment de l'éjaculation. La stagnation des produits, les anfractuosités que présentent ces conduits sont des conditions éminemment favorables à l'inoculation et au développement des produits infectieux.

Le fait de la propagation contre le courant du sperme

se produit également dans la blennorrhagie ; il y a là évidemment des conditions de circulation inhérente à ces conduits, qui semblent favoriser ce mode de propagation en apparence anormal.

D'autre part, pourrait-on nous dire, il existe toute une classe de néphrites qui se produisent à la suite de lésions de la vessie, par exemple ; pourquoi l'infection tuberculeuse du rein ne se produirait-elle pas de semblable façon? Certes nous ne nions pas la possibilité du fait, nous pensons même que cela est possible lorsque les conditions qui s'observent dans ces cas sont remplies. Que faut-il, en effet, pour qu'une néphrite ascendante se produise? Il faut changer le cours normal de l'urine. Il faut que l'urine gênée dans son excrétion, stagne, puis rétrograde et reflue vers les reins. Les néphrites ascendantes sont les néphrites des prostatiques, des calculeux, des rétrécis, des malades chez qui l'excrétion urinaire ne peut se faire normalement.

Que l'on suppose ces conditions réalisées, et l'infection tuberculeuse, se faisant par les parties inférieures, rien ne s'opposera au développement de la néphrite tuberculeuse.

Après la lecture de plus de 100 autopsies que nous avons recueillies dans les diverses publications, principalement dans les bulletins de la Société Anatomique depuis 1830, nous sommes resté convaincu que les lésions de la tuberculose génito-urinaire débutaient par les parties supérieures du système, par le rein. Il est juste de reconnaître qu'il existe quelques cas où la marche des lésions semble avoir fait exception à cette loi. Nous nous faisons un devoir de les relater ici.

C'est d'abord une observation de M. Viard publiée dans les bulletins de la Société Anatomique de 1847.

Dans ce cas, la vessie, la portion prostatique et membraneuse de l'urèthre, la prostate, les vésicules séminales étaient atteintes de lésions tuberculeuses, le rein, dit l'auteur, ne présentaient pas de lésions appréciables.

Puis M. Dufour publie dans le même recueil, en 1853, un cas dans lequel les lésions tuberculeuses commençaient à la vessie et s'étendaient dans les voies génitales jusqu'aux épididymes.

En 1874, M. Cuffer publie également l'autopsie d'un homme chez qui les lésions s'étendaient, comme chez le précédent, de la vessie au testicule. Nous notons encore une observation de M. Féré en 1877 et de Jamin en 1882.

Plus récemment enfin, M. le professeur Cornil a publié la relation d'une autopsie de tuberculose primitive de la vessie. Le malade, M. Bocq, était mort subitement le 10 février. Il avait par testament exigé que l'autopsie de son corps fût faite en public.

Voici les lésions trouvées dans le système génito-urinaire : reins de volume normal, très congestionnés surtout au niveau des glomérules.

La vessie est dilatée, la muqueuse est parsemée d'une grande quantité de petits grains demi-transparents, qui ne sont autres que des granulations tuberculeuses miliaires récentes entourées d'une zone vasculaire ou pigmentée. Ni les bassinets, ni les uretères, ne présentent de granulations tuberculeuses, il n'en existe pas davantage dans l'appareil génital. Les poumons sont sains.

Il s'agissait, dit plus loin, M. Cornil, d'une tuberculose très récente, uniquement localisée à la vessie, ce qui permet d'affirmer que la tuberculose débute parfois à la vessie. Mais dans l'esprit du savant professeur, c'est là un fait tellement exceptionnel, qu'il en recherche la cause ; dans ce cas, dit-il, il est probable que cette localisation de la tuberculose était due à de la cystite ancienne. Certes, il faut reconnaître que les lésions des tissus sont des causes des tuberculoses, et parmi ces causes, il faut, dit M. Hanot, placer l'inflammation sur un très bon rang. Cette idée de la cystite, lésion d'appel des manifestations tuberculeuses, est amplement développée dans la thèse du Dr Boursier, elle est satisfaisante pour l'esprit et conforme aux faits communément observés. Il reste cependant quelques points à éclaircir. Si la cystite peut hâter et favoriser le développement des tubercules, elle ne les crée pas de toutes pièces ; il reste donc toujours à savoir par où l'infection a pénétré. Dans le cas précédent, malgré toutes les apparences, il se peut qu'elle ait eu lieu par le rein.

D'après ce que nous a dit M. Cornil, l'examen microscopique n'a pas permis de constater des lésions tuberculeuses dans les reins. Nous ne savons pas que l'examen bactériologique ait été fait. Peut-être aurait-on trouvé dans la région glomérulaire, qui était très congestionnée, des bacilles tuberculeux. La rapidité d'apparition de granulations tuberculeuses sur la veine s'expliquerait alors par cet état d'inflammation chronique antécédent.

Quoi qu'il en soit, il faut reconnaître qu'il existe actuellement quelques faits de tuberculose génito-urinaire dans lesquels les lésions ne suivent pas la marche presque fatale que nous croyons pouvoir leur assigner. On trouvera peut-être la raison de ces anomalies ; actuellement nous ne pouvons que les constater.

Pour apporter à la solution de ces questions l'appui de l'expérimentation, nous avons institué quelques expériences.

Elles feront l'objet de la troisième partie de ce travail.

TROISIÈME PARTIE

Dans les pages qui précèdent nous venons de voir comment on devait comprendre la marche de la tuberculose génito-urinaire, d'après l'étude des lésions anatomiques.

Nous nous sommes alors demandé si l'expérimentation sur les animaux ne pourrait pas apporter quelques données à la solution de cette question, et dans ce but nous avons cherché à produire des tuberculoses des voies urinaires dont nous pourrions suivre la marche.

Nos expériences ont porté sur des lapins et des cobayes.

Le choix de ces animaux était tout indiqué, ils contractent en effet la tuberculose avec une remarquable facilité, les lésions sont facilement constatables.

C'est dans le laboratoire de M. le professeur Bouchard que ces expériences ont été faites, et c'est grâce au concours éclairé de notre ami le Dr Charrin que je dois d'avoir pu mener à bonne fin ces délicates recherches.

Après quelques essais infructueux pour arriver à lier l'uretère chez ces animaux, nous avons pu, le 28 octobre, réaliser les expériences suivantes :

1° Injection dans la vessie d'un lapin de liquide de culture de bacilles ;

2° Injection dans l'uretère d'un second lapin de ce même liquide après ligature de l'uretère ;

3° Injection dans la vessie d'un cobaye ;

4° Injection dans l'uretère d'un deuxième cobaye ;

5° Injection dans la cavité péritonéale d'un troisième cobaye de ce même liquide, dans le seul but d'avoir un animal témoin, sur lequel nous pourrions suivre comparativement la marche des lésions.

Le liquide dont nous nous sommes servi pour ces expérimentations provenait d'un tube de (19e culture de la tuberculose du faisan) que M. Nocart, professeur à l'école d'Alfort, avait mis gracieusement à notre disposition. Nous nous faisons un devoir de le remercier de son obligeance. C'était une de ces belles cultures qu'il venait d'obtenir avec M. Roux, et dont ils ont présenté récemment de beaux échantillons à la Société de Biologie.

Au préalable nous nous sommes assuré de la richesse du liquide et de sa pureté.

Les fragments de la culture ont été délayés dans quelques centimètres cubes de bouillon Pasteur stérilisé.

Malheureusement les deux premiers lapins ont succombé rapidement après avoir présenté pendant quatre jours de la diarrhée et des phénomènes de septicémie.

L'autopsie ne nous a révélé aucune lésion digne d'intérêt, la vessie du premier était saine.

L'uretère du second était dilaté au-dessus de la ligature, il en était de même du bassinet. Ces deux conduits sont remplis d'un liquide séro-purulent, la paroi est lisse et ne présente pas trace d'inflammation.

On constate dans ces liquides la présence de bacilles tuberculeux.

D'autre part nous n'en avons pas constaté dans le rein. Mais on ne saurait tirer aucune conclusion importante de ces constatations.

Les expérimentations sur les cobayes ont été conduites avec toute la rigueur que l'on est en droit de demander aux choses de laboratoire. Il n'est survenu aucune maladie intercurrente qui aurait pu en diminuer la valeur.

Voici la relation de ces expérimentations :

1° *Cobaye*.

Inoculé le 28 octobre 1886, avec un demi-centimètre cube de liquide de culture tuberculeuse dans le flanc gauche.

Sacrifié le 16 décembre 1886.

Il existe dans la fosse lombaire gauche, dans le sillon costo-vertébral, une masse entourée de graisse du volume d'un gros pois. On la détache facilement, sectionnée, il s'écoule du pus caséeux.

Dans le mésentère, il existe une série de ganglions, on en compte jusqu'à seize. Ils forment une chaîne, l'un d'eux adhère à l'extrémité gauche de la rate. La dissection de ce ganglion montre qu'il adhère au tissu même de la rate. Cette glande a 3 cent., 5 de longueur et 1 cent., 5 de hauteur, elle pèse 2 grammes.

Sur la surface, on aperçoit un grand nombre de petits points jaunâtres.

Sur la face antérieure de l'estomac, il existe un petit abcès caséeux, deux autres sont contenus dans l'épaisseur de l'épiploon gastro-hépatique.

L'intestin ne présente aucune lésion, non plus que le péritoine pariétal.

Les reins ont l'aspect normal, l'uretère est sain, le rein pèse 3 gr., 5.

Le foie pèse 25 grammes ; à la surface, il existe un grand nombre de points jaunes non saillants d'un millimètre environ, à la coupe de l'organe on les retrouve, leur nombre diminue à mesure que l'on observe des parties plus profondes de la glande.

On peut les énucléer avec la pointe d'un scalpel.

Il existe quelques granulations tuberculeuses sur la face inférieure du diaphragme.

Tous les autres organes sont sains.

On pouvait supposer que ces abcès caséeux ganglionnaires étaient les premières manifestations d'une infection bacillaire dont la masse caséeuse de la fosse lombaire était l'origine, il restait à en faire la preuve bactériologique. Pour cela, nous avons examiné le pus de ces abcès.

Examen du pus de la masse caséeuse de la région lombaire.

Traitées par la méthode d'Erlich, nous avons fait successivement quatre préparations, et dans toutes les quatre nous avons retrouvé le bacille tuberculeux.

Les bâtonnets sont nombreux, on en compte quatre en moyenne à chaque déplacement de la préparation.

Les préparations ne contiennent pas d'autres microbes.

Les seuls éléments figurés qu'on y observe sont les cellules du pus.

Examen du pus des ganglions mésentériques. Dans les

diverses préparations que nous avons faites avec le violet de méthyle ou la rubine, nous avons constamment retrouvé les mêmes bacilles. Le nombre, la forme, la coloration de ces éléments ne pouvaient laisser de doute sur leur nature.

Pour nous assurer si la tuberculose avait envahi d'autres organes, nous avons successivement fait des préparations des parties jaunes du foie et de la rate. Nous avons traité ces points préalablement écrasés dans de l'eau distillée, filtrée et bouillie par la méthode d'Erlich, nous n'avons pas trouvé de bacilles.

Les coupes de ces mêmes organes ont donné un résultat négatif. Nous avons constaté seulement une infiltration des cellules hépatiques par des globules de graisse, le noyau est parfaitement distinct.

L'examen microscopique des coupes du rein, traitées par l'acide osmique et l'alcool, suivant les indications de MM. Cornil et Brault, ne nous a montré aucune lésion des épithéliums. Dans les mêmes coupes, traitées par la méthode d'Erlich, nous n'avons pas découvert de bacille tuberculeux.

2° *Expérimentation. Injection de liquide de culture de bacille dans l'uretère d'un cobaye après ligature.*

Le 28 octobre 1886, après avoir chloroformisé l'animal, je vais à la recherche de l'uretère. Après quelques tentatives faites sur quelques-uns de ces animaux et sur le lapin, nous avons employé le procédé suivant, d'après les indications de M. le Dr Strauss.

Incision de la paroi abdominale sur ou près de la ligne médiane, à 6 centimètres de distance du sternum, incision de 4 centimètres au moins de longueur, on écarte les autres parties de l'intestin et l'on arrive sur l'uretère qui se détache très nettement en blanc sur le fond rouge du muscle psoas. Il est accompagné d'une petite artériole. On peut indifférémment prendre l'un ou l'autre uretère.

Je soulève le conduit sur une aiguille de Cooper, et je place une ligature au catgut. Avant de couper les fils, je tire sur le conduit de façon à le détacher du plan du muscle sur lequel il repose, grâce à ce fil, je peux fixer le conduit, et l'on peut alors pénétrer dans la cavité en le piquant avec une aiguille de Pravaz.

La seringue dont nous nous sommes servis est celle que M. Ranvier a fait construire, pour pratiquer les injections des liquides dont la pureté doit être absolue.

Un corps de pompe en verre, ouvert à un bout, l'autre extrémité s'effile et reçoit à frottement la canule dont la pointe doit être très effilée. Nous avons trouvé plus de com modité à faire courber l'aiguille.

Le piston passe à frottement doux dans le corps de pompe; il se compose de deux parties vissées au bout de la tige; on interpose, entre les deux parties, une rondelle de moelle de sureau préalablement désinfectée. Avec cette seringue, dont toutes les parties sont démontables, on peut assurer la désinfection absolue de l'instrument. C'est là le point essentiel, on peut même dire que l'opération peut être toujours menée à bonne fin, et que les insuccès opératoires tiennent à l'oubli des préceptes de la méthode antiseptique; les nombreuses expérimentations de MM. Strauss et Germont le prouvent surabondamment.

Désinfection des mains, de la peau, des instruments, toilette du péritoine, hémostase, pansement de la plaie avec une pommade iodoformée recouverte d'une couche de collodion, tels sont les préceptes indispensables aujourd'hui en chirurgie abdominale, que l'on doit observer avec le plus de rigueur; car ces petits animaux ont une aptitude très marquée à s'infecter.

Nous avons trouvé un grand avantage à anesthésier les animaux. Les efforts sont supprimés partant la propulsion du paquet intestinal, les chances d'infection sont ainsi diminuées, et la recherche de l'uretère est plus facile.

Le 28 octobre, nous avons injecté dans l'uretère gauche, préalablement lié avec un fil de catgut, dix gouttes d'un bouillon stérilisé dans lequel nous avons délayé un fragment de culture de bacille tuberculeux. La plaie recousue et pansée, l'animal est remis dans sa cage, les suites de l'opération ont été des plus simples, la plaie s'est cicatrisée par première intention, le septième jour on enlevait les fils.

Le 21 décembre, sept semaines après l'opération, l'animal est sacrifié, il a augmenté de poids.

L'autopsie nous révèle les lésions suivantes :

Au niveau de la plaie, le gros intestin adhère à la paroi par un repli membraneux organisé. Dans plusieurs points, on trouve quelques toiles celluleuses entre les anses intestinales, il n'y a pas la moindre rougeur, on n'aperçoit pas la moindre granulation tuberculeuse sur le péritoine viscéral ou pariétal. On détruit aisément les quelques toiles celluleuses, lorsque l'on a vidé la cavité abdominale de la masse des intestins, les organes offrent la disposition suivante : le rein droit occupe sa situation ordinaire, l'uretère correspondant a son calibre normal.

A gauche, le rein est représenté par une tumeur qui a deux fois et demi le volume du rein opposé ; il est d'aspect blanchâtre ; l'uretère qui lui fait suite a le volume d'une plume à écrire, il est légèrement flexueux. Il se rétrécit brusquement à deux centimètres de la vessie, au point où a porté la ligature.

La rate présente les dimensions suivantes : 3 cent., 2 de longueur sur 1 cent. 8 de hauteur. Elle pèse 2 grammes. On aperçoit par transparence sous la capsule quelques points jaunâtres, d'autres sont ecchymotiques, ils ne forment pas saillie.

Le foie pèse 23 grammes. On voit à la surface, et sur la

coupe, des îlots jaunes d'un millimètre de surface ; au centre se trouve la veine.

Il n'existe pas de granulation tuberculeuse dans les poumons, les plèvres, etc.

Le rein droit est augmenté devolume, il pèse 7 grammes.

L'incision de l'uretère gauche donne issue à du pus séreux, on la poursuit jusqu'au rein, et là, on constate que la tumeur formée par le rein est constituée, en très grande partie, par le bassinet dilaté, dans sa cavité, le pus est plus épais et jaune verdâtre.

Les parois de l'uretère sont très amincies, la face interne est lisse sans lésion, elles ne sont pas vascularisées.

Les calices sont eux-mêmes dilatés, la section du rein montre qu'il est réduit à une coque de 2 millimètres d'épaisseur. Il est blanc grisâtre, on aperçoit quelques petits grains kystiques, qui contiennent un peu de liquide. Il n'existe ni granulation tuberculeuse, ni abcès.

Examen du pus. — Pus de l'uretère. Une première série de préparations que nous avions traitées par la méthode d'Erlich à la rubine ne nous avait donné que des résultats très douteux sur l'existence de bacilles tuberculeux. Les préparations avaient été laissées, pendant vingt-quatre heures, dans la solution à froid.

Une deuxième série de préparations traitées par le violet de méthyle nous ont, au contraire, donné les résulats les plus nets. Nous avons fait une dizaine de préparations du pus d l'uretère et du bassinet, et constamment nous avons observé de nombreux bacilles. Les préparations ne contiennent pas d'autres micro-organismes.

Il restait donc démontré que la suppuration de l'uretère et du bassinet était due à la présence de bacilles tuberculeux.

Il restait à savoir si cet abcès caséeux avait donné naissance à une infection de l'organisme si, primo le rein gauche avait été atteint, et si secondairement les autres organes avaient été infectés.

Rein gauche. — La substance corticale a presque entièrement disparu, çà et là on aperçoit quelques rares glomérules. Dans la plupart, le bouquet glomérulaire est rétracté.

Les tubes ont à peine le 1/3 du diamètre normal, dans la plus grande partie du rein, l'atrophie est presque complète.

Mais ce qui domine, c'est l'abondante production de tissu conjonctif. On peut dire que ce rein est un type de rein sclérosé, son abondance est telle qu'il constitue, en très grande partie la substance propre du rein.

Autour des vaisseaux, des glomérules, autour des tubuli, il a subi un épaississement considérable. Presque partout il est infiltré de cellules rondes.

Les cellules des tubuli sont atrophiées, les noyaux se distinguent encore, mais le contenu des cellules est granuleux.

Nous retrouvons là les lésions du rein consécutives à la ligature de l'uretère à la phase décrite par MM. Strauss et Germont sous le nom de phase de collapsus atrophique.

Les différences à signaler sont l'abondance du tissu conjonctif et l'infiltration cellulaire. Les auteurs précités n'ont pas trouvé ces lésions dans leurs expériences. Ces lésions se retrouvent dans les observations de MM. Charcot et Gombault. A ce titre, les lésions du rein, que nous avons observées, se rapprochent de celles produites par ces deux expérimentateurs. Comme le fait remarquer justement M. Germont dans sa thèse, dans les cas de MM. Charcot et Gombault, il s'est développé un véritable processus irritatif, et il était de règle d'observer la suppuration du contenu de l'uretère. Il se produisait donc des lésions à la fois dégénératives et irritatives et ultérieurement une infiltration du tissu conjonctif par les éléments embryonnaires.

Est-ce à cette même cause, la suppuration du bassinet et de l'uretère, que doivent être rapportées les lésions que nous avons constatées, et qui sont en tout semblables à celles décrites par MM. Charcot et Gombault ?

Examen bactériologique. — Nous avons successivement

traité douze coupes, comprenant toute l'épaisseur du rein, par la méthode d'Erlich, au violet de méthyle et à la rubine, et dans aucune de ces préparations il ne nous a été possible de trouver le bacille de Koch.

Par comparaison, nous avons examiné le rein droit. La substance corticale a son épaisseur habituelle, autour des tubes et du glomérule il s'est fait une production de tissu conjonctif, infiltré d'éléments jeunes. Il est des tubes, principalement les tubes contournés, dont la partie centrale est occupée par une masse granuleuse colorée par l'acide osmique, les cellules épithéliales dans ces tubes sont granuleuses, augmentées de volume, parfois creusées de vacuoles, le noyau est à peine visible.

Il existe donc, dans ce cas, un certain degré de néphrite épithéliale.

3° *Expérience. — Injection dans la vessie d'un cobaye de liquide de culture tuberculeuse.*

Le 28 octobre, après avoir vidé la vessie, j'injecte un centimètre cube de fragment de culture de bacille délayé dans un bouillon stérilisé.

Sept semaines après, le 20 décembre, l'animal est sacrifié.

Autopsie. — Rien à noter sur les intestins, ni sur le péritoine; le foie pèse 22 grammes ; il paraît gras, on n'aperçoit aucune granulation tuberculeuse, les reins pèsent chacun 3 grammes.

La rate a 3 centimètres de longueur sur 1 de hauteur.

La vessie est dilatée, les parois ne sont pas vascularisées, elle contient un liquide dans lequel nagent quelques flocons membraneux, par place ils adhèrent à la paroi, mais on les détache facilement par un léger frottement. Il n'existe sur la paroi aucune granulation tuberculeuse. Les deux uretères sont normaux, il en est de même des bassinets et des reins.

Il n'y a aucune lésion apparente de leur tissu, pas trace de granulation tuberculeuse, il n'en existe pas non plus dans le foie ni dans la rate. Les autres organes sont normaux.

Nous avons successivement examiné le contenu de la vessie, les reins, le foie, la rate de l'animal.

On constate très facilement la présence de bacilles dans les petits flocons qui nageaient dans le liquide vésical.

Le nombre de ces éléments est considérable, nous les avons retrouvés sur les cinq préparations que nous avons faites de ce liquide.

Rein. — Les reins sont normaux, nous les avons traités par l'acide osmique et l'alcool, et nous n'avons constaté ni lésion épithéliale, ni épaississement du tissu conjonctif.

Dix coupes traitées par la méthode d'Erlich pour y rechercher le bacille tuberculeux ont donné des résultats négatifs.

Il n'existait du reste aucune granulation tuberculeuse.

Dans le foie, dans la rate, il n'y avait ni granulation tuberculeuse, ni bacille.

Examinons maintenant plus en détail ces expériences et voyons quelles conclusions il est légitime d'en tirer.

Sur le premier cobaye que nous avions inoculé comme témoin et pour servir de terme de comparaison avec les deux autres, sur lesquels nous avions fait des injections de liquide de culture tuberculeuse, nous avons trouvé à l'autopsie, six semaines après l'inoculation, les preuves incontestables de l'infection tu berculeuse. Nous pouvons même ajouter en nous basant sur les faits connus d'inoculation tuber culeuse au cobaye, qu'il était sûrement destiné à mourir d'infection tuberculeuse généralisée. Nous avons surpris l'infection au moment où elle n'avait pas encore dépassé les limites du péritoine et des ganglions mésentériques.

Dans les deux autres cas, au contraire (injection de culture dans la vessie et l'uretère après ligature), la lésion est restée localisée au point où avait eu lieu le dépôt du liquide tuberculeux, et cela sept semaines après l'injection.

L'expérience faite sur le deuxième cobaye nous paraît encore plus démonstrative. Nous avions eu soin de lier l'uretère avant de faire pénétrer l'injection du côté du rein. Nous avions donc là réalisé expérimentalement les meilleures conditions possibles pour forcer en quelque sorte le bacille tuberculeux à pénétrer dans la substance rénale. Il devait se produire ce que l'on observe en clinique, chez les prostatiques, les calculeux, les rétrécis, une néphrite ascendante, un rein chirugical.

Nous sommes en effet parvenu à déterminer une néphrite interstitielle mécanique, comparable à celles qu'ont produites MM. Strauss et Germont, Charcot et Gombault; mais elle n'était pas bacillaire; le bacille tuberculeux n'avait donc pas pénétré la substance du rein.

Nous pouvons affirmer qu'il ne l'avait pas traversée, nous n'avons pas constaté, en effet, dans les autres organes, la présence de lésions tuberculeuses.

Quelle objection pourrait-on faire à une semblable expérience ? Nous dira-t-on qu'en opérant après avoir lié au préalable l'uretère, nous avons tellement changé les conditions de la circulation urinaire, que nous avons porté obstacle à la pénétration du bacille? Cette objection tombe devant les faits cliniques et expérimentaux connus. Prétendre cela, ce serait nier la possibilité des inflammations du rein consécutives aux affections des voies d'excrétion de l'urine, les pyélo-néphrites des calculeux, des rétrécis, les néphrites dites ascendantes d'une observation si commun e

Nous objectera-t-on encore que cette ligature de l'uretère à déterminé une sclérose du rein, un affaissement des tubuli peu propre à la pénétration des éléments infectieux venus d'en bas? L'objection aurait quelque valeur, s'il était démontré que l'affaissement et la diminution de calibre des tubes se contituait aussitôt après la ligature de l'uretère. Or, il n'en est rien. Bien au contraire cette ligature est suivie d'une phase d'ectasie de ces mêmes tubes très-favorable à la pénétration des bacilles.

Voici, en effet, que l'on observe ; nous empruntons cette description à nos maîtres MM. Charcot et Gombault : « Cinq jours après la ligature de l'uretère, lorsque le bout supérieur de l'uretère est déjà notablement dilaté, mais ne contient encore qu'un liquide transparent et pauvre en éléments figurés, les coupes méthodiques pratiquées perpendiculairement à la direction des tubes droits, montrent qu'il s'est produit un changement dans l'état des tubes du rein. A peu près également le même, dans les différents points de l'organe, il consiste en un certain degré, d'aplatissement de l'épithélium des tubes collecteurs. En même temps, du côté des tubes à épithélium sombre, se produit un agrandissement de la cavité. Il est à noter que cette dilatation plus prononcée dans les tubes droits que dans ceux du labyrinthe, semble progresser de la papille vers la profondeur du parenchyme rénal. »

MM. Straus et Germont ont constaté le même état des tubes dans leurs nombreuses expériences. Les lésions histologiques à la suite de la ligature de l'uretère présentent, disent ces auteurs, deux « phases successives ; une phase d'ectasie des canalicules et une phase de collapsus atrophique.

La phase d'ectasie est caractérisée surtout par la dilatation rapide est progressive des tubes urinifères depuis le glomérule jusqu'aux canaux collecteurs.

La dilatation est plus précoce et plus accusée sur les tubes contournés que sur les rayons médullaires et sur les tubes collecteurs; ce qui s'explique aisément si l'on réfléchit que c'est au voisinage du glomérule que se fait la filtration, et que c'est là, en cas d'obstacle en aval, que doit régner la pression maxima. Au bout de huit à dix jours, l'ectasie est telle que les coupes du rein présentent un aspect aréolaire très frappant.

La deuxième phase, qui s'établit quatre à cinq semaines après la ligature, est caractérisée par le collapsus des tubes urinifères, tant contournés que droits.

Ces notions d'anatomie pathologique concordent avec ce que nous avons observé nous-même. Le rein du cobaye autopsié sept semaines après la ligature de l'uretère était arrivé à cette période de collapsus si bien décrite par les auteurs précités.

Il reste donc acquis que la ligature de l'uretère détermine une dilatation de tous les tubes du rein, pendant un temps suffisamment prolongé pour permettre la pénétration des bacilles dans le parenchyme rénal.

On peut même pressentir, car l'expérience est concluante, que la période d'ectasie passée, la pénétration du bacille tuberculeux ne se produira plus ; la sclérose rénale progressant toujours, jusqu'à l'atrophie complète du rein. Mais de ce fait nous n'avons pas la certitude absolue. Nous avons pratiqué la même opération sur d'autres animaux que nous nous proposons de laisser vivre un temps beaucoup plus long, pour voir si nos prévisions se justifient.

En comparant ces faits aux tentatives faites par divers expérimentateurs pour produire des néphrites ascendantes, il est possible d'en tirer quelques renseignements instructifs.

Le D$_r$ Guiard, dans son travail sur l'ammoniurie, a cherché à produire expérimentalement des néphrites en injectant, soit dans la vessie, soit même dans l'uretère de chiens, de l'urine ammoniacale. Dans l'expérience II, il a pu retrouver dans le rein, les microbes qu'il avait injectés dans la vessie ; dans l'expérience IV, l'uretère en contenait également. Malgré cela, l'auteur a de la tendance à croire que la présence de ces microbes ne provoque aucune inflammation du rein. Nous n'avons pas à apprécier cette opinion de l'auteur. Il nous suffit de retenir le fait de la possibilité de l'ascension des microbes dans l'uretère et dans le rein. Cette manière de voir est partagée par M. le Dr Barette dans la thèse sur les néphrites infectieuses; elle a reçu une confirmation nouvelle des expériences de MM. Lépine et Roux. Une demi-goutte de culture de micrococcus ureæ (torula de Pasteur) a amené la transformation ammoniacale de l'urine; l'on a retrouvé dans les cellules épithéliales du rein, la torulacée de Pasteur, et avec un fragment de ce rein l'on a pu en obtenir une culture pure.

Il reste donc acquis, au point de vue expérimental comme au point de vue clinique, qu'il existe ou que l'on peut développer des néphrites infectieuses ascendantes.

Mais toutes les néphrites parasitaires peuvent-elles se développer de semblable façon? C'est ce que nous ne pensons pas. Que le vibrion de Pasteur, dont la puissance de pullulation est telle qu'un élément peut donner naissance à plusieurs millions d'autres éléments semblables dans les vingt-quatre heures, que la bactérie en chapelets articulés de M. le professeur Bouchard dont la multiplication est peut-être encore plus rapide, arrivent à pénétrer même rapidement dans le rein, il n'y a là rien qui doive surprendre. Qu'un bacille, comme celui de la tuberculose dont l'inoculation, est, malgré toutes les apparences, relativement difficile, qui met des mois, souvent une année à se développer sur des organismes éminemment aptes à son développement, comme ceux du cobaye ou du lapin, ne parvienne pas à vivre et à fructifier dans les mêmes conditions, ces résultats ne sauraient non plus étonner. Ils sont conformes à ce que la microbiologie enseigne sur le développement et la culture des différents microbes connus. On ne saurait donc conclure de l'un à l'autre.

Nous venons de voir que nous n'avons pu créer artificiellement une néphrite bacillaire ; la question doit être de nouveau posée à propos de chaque microbe. Jusqu'à preuve du contraire, nous concluons à l'impossibilité du développement de la tuberculose rénale à la suite de lésions tuberculeuses des parties inférieures de l'appareil d'excrétion de l'urine.

QUATRIÈME PARTIE

Nous désirons, en terminant ce travail, consacrer quelques pages à deux questions qui se rattachent à la marche de la tuberculose dans le système uro-génital, l'une ancienne, mais toujours à l'ordre du jour, l'intervention chirurgicale dans la tuberculose; l'autre qui a vu le jour récemment, l'infection tuberculeuse par la voie génitale. Avec les données nouvelles que nous apportons, nous désirons seulement prendre parti dans ce débat.

La question de la castration dans la tuberculose du testicule a passé par plusieurs phases. Avant la découverte du bacille tuberculeux, en présence d'un malade atteint de tuberculose testiculaire, le chirurgien après avoir fait l'examen du malade et pesé les chances de succès, se décidait à intervenir, ou au contraire s'abstenait. Il se laissait souvent guider par ses impressions personnelles et par les cas qu'il avait eu à soigner antérieurement.

Lorsque la nature parasitaire de la tuberculose fut démontrée, et partant son inoculabilité, la notion des tuberculoses locales s'est fait jour, les conséquences, au point de vue chirurgical, ont été les suivantes: Un foyer de tuberculose existe, il faut le supprimer le plus rapidement possible, sous peine de voir l'organisme s'infecter secondairement de ses produits. Cette méthode a donné d'excellents résultats dans un grand nombre de manifestations externes de la tuberlose. On était donc encouragé à appliquer à la tuberculose du testicule cette méthode de l'intervention hâtive. La question capitale était d'arriver avant que les lésions eussent envahi les parties inaccessibles de l'appareil génito-urinaire.

Malheureusement, les résultats n'ont pas été ceux que l'on attendait. Il n'est pas de chirurgien qui n'ait à son passif un certain nombre de ces désastres chirurgicaux, survenus à la suite d'une opération le plus sûrement légitimée, et le plus habilement conduite. Aussi, M. le professeur Verneuil appliquant à la tuberculose ses idées sur l'influence du traumatisme sur les états morbides antérieurs, était bien venu à dire : « Ne touchez pas aux tuberculeux, vous allez par votre acte opératoire donner un coup de fouet à la maladie qui sommeille, vous exposez votre malade à tous les dangers d'une manifestation générale de la diathèse. Ces sages prévisions du savant professeur ont souvent été réalisées; mais il est juste de dire que la loi formulée par M. Verneuil n'est pas fatale. A côté de ces cas d'intervention malheureuse, il en est d'autres où le succès opératoire et thérapeutique a été complet. Nous en avons vu, pour notre compte, plusieurs, nos maîtres en ont cité. La question reste encore à résoudre.

Pour ceux qui croient encore que la tubereulose du testicule est une tuberculose locale et le premier terme de la série des manifestations de la diathèse sur l'appareil uro-génital, il faut se hâter d'opérer.

Pour les chirurgiens qui croient que son envahissement est toujours secondaire, on devrait s'abstenir. M. Lancereaux qui croit à la marche ascendante de la tuberculose génitale, comme la blennorrhagie, dit : « Ce point établi, il contre-indique l'ablation du « testicule tuberculeux, et rend, pour ainsi dire, en- « tièrement vains, les actes opératoires recomman- « dés en pareil cas ; c'est dire qu'il fait rentrer la « tuberculose du testicule dans le domaine purement « médical. »

Pour nous qui croyons que la tuberculisation du testicule marque la dernière étape du processus d'envahissement du système génito-urinaire, et qui sommes convaincu que si elle n'est pas fatalement liée à la tuberculose urinaire, elle l'est toujours à celle de l'appareil génital, ayant à prendre parti dans ce débat, nous devrions nous ranger du côté de ceux qui recommandent l'abstention. Certes, s'il fallait inscrire comme une loi fatale, que tout tuberculeux testiculaire est un malade condamné, s'il a des lésions inaccessibles de l'appareil génital ou urinaire, l'abstention s'imposerait. Mais tel n'est pas notre avis. S'il est des malades que l'opération tue, il en est d'autres atteints de lésions internes qu'elle améliore et qu'elle guérit : Velpeau, notre maître, M. le professeur Richet et M. Verneuil lui-même en ont cité des exemples.

Il en est certainement de même de la tuberculose génito-urinaire. Il est commun de trouver à l'autopsie de bon nombre de malades, des tubercules rénaux par exemple, indurés ou crétifiés. La lésion est restée locale, le tubercule s'est éteint sur place.

Ce n'est pas trop s'avancer que de dire qu'il doit exister des tuberculoses génito-urinaires qui guérissent, qui évoluent comme pour la phtisie pulmonaire dans le sens fibreux ou se crétifient. En poussant plus loin la comparaison avec les manifestations pulmonaires de la tuberculose, on peut dire qu'il existe pour l'appareil uro-génital une forme de tuberculose, qui aboutit rapidement à la fonte rapide du rein, aux ulcérations rapides et profondes de la vessie, amenant rapidement ce complexus que l'on a désigné du nom de phtisie urinaire ; qu'à côté de cette forme il en existe une autre qui s'accuse au contraire par la lenteur de l'évolution, par le peu de tendance à la dégénérescence caséeuse, dans laquelle les productions deviennent fibreuses ou s'infiltrent de sels calcaires. C'est à étudier la forme clinique de la tuberculose que le clinicien devra s'employer, pour baser son pronostic. Dans cette étude, la notion de la marche, surtout la connaissance du terrain sur lequel la tuberculose évolue, doivent, selon nous, être ici, comme pour la tuberculose pulmonaire, les points sur lesquels il pourra faire reposer son pronostic opératoire.

Inoculations par les voies génitales et urinaires. Lorsqu'il fut démontré que la tuberculose était une maladie parasitaire ; lorsqu'il fut démontré que le parasite, le bacille tuberculeux était inoculable, on s'est ingénié à chercher les points par où il pouvait pénétrer dans l'organisme.

En ce qui concerne l'appareil génito-urinaire, Cohnheim émit le premier l'idée que l'homme pouvait contracter la tuberculose pendant le coït avec une femme atteinte de tuberculose utérine ou vaginale.

M. Verneuil, dans une lettre à M. le professeur Fournier, a brillamment développé les raisons qui militent en faveur de cette hypothèse. Nous tenons à déclarer, afin qu'il n'y ait pas d'équivoque, et afin que l'on ne regarde pas les lignes qui vont suivre comme une réponse indirecte de M. le professeur Fournier à M. Verneuil, que l'opinion que nous défendons nous est absolument personnelle, et que nous avons toujours voulu ignorer les idées de notre maître à ce sujet.

Depuis l'époque où cette idée de la contagion par la voie génitale a vu le jour, malgré le grand nombre de tuberculeux que l'on observe journellement, il ne s'est produit que peu de faits à l'appui.

M. Fernet qui s'est fait le défenseur de cette doctrine, a publié un premier cas à la Société médicale des hôpitaux; récemment encore, il a apporté deux nouveaux faits à l'appui de cette doctrine. « Il reconnaît que l'étiologie de la tuberculose des organes « génitaux, prise au point de vue de la doctrine parasitaire, est encore pauvre de données certaines, « d'observations décisives qui soient capables de démontrer que ces organes sont quelquefois la porte

« d'entrée de la maladie dans l'économie, et que l'in-« fection tuberculeuse peut être et est habituellement « dans ces circonstances le résultat d'une contagion « directe par les rapports sexuels. »

Depuis trois ans que notre attention est éveillée sur ce point, nous avons interrogé bon nombre de malades atteints de tuberculose génito-urinaire. Les quelques cas (nous n'en avons pas trouvé plus de trois chez qui on pouvait la soupçonner primitive), n'ont pas amené chez nous la conviction. Lorsqu'on fouille, en effet, dans le passé de ces malades, il est rare qu'on ne trouve pas quelque antécédent suspect, une bronchite qui peut avoir disparu, des douleurs rénales accompagnées de perte d'appétit et d'affaiblissement. Nous restons convaincu qu'un inventaire minutieux permettra souvent de retrouver une manifestation antérieure de la diathèse. La tuberculose rénale, le rein tuberculeux médical, comme le dénomme M. le Dr Brissaud, dans un remarquable article, où il essaye de dégager cette entité pathologique, veut être cherché.

Nous avons eu l'occasion d'observer récemment un malade que l'on nous avait adressé pour une orchite. C'est un garçon de 28 ans, robuste et très bien constitué. En examinant le malade, on acquiert vite la conviction que c'est une tuberculose testiculaire, répondant à cette forme que M. Reclus a décrite le premier, l'orchi-épididymite tuberculeuse. Il a été pris subitement, il y a huit jours, de douleurs vives dans le testicule, le gonflement est survenu rapidement. Le testicule et l'épididyme sont pris, le cordon est gros et douloureux, la prostate paraît saine. Il n'a pas le moindre écoulement uréthral, il n'a jamais eu d'hématurie, les urines sont limpides. En interrogeant le malade on apprend que il y a deux ans, il a eu une bronchite qui a reparu pendant l'hiver, il n'a pas sensiblement maigri, mais il a des sueurs nocturnes. Depuis ce moment, il ressent des douleurs de rein violentes et presque continuelles. Il ne s'en est pas autrement préoccupé. Il les a attribuées aux lourds fardeaux qu'il est obligé de soulever. J'ajoute qu'avaut la bronchite, il n'avait rien éprouvé de semblable quoiqu'il fît le même métier. Il crache beaucoup le matin, dit-il; on consfate une légère diminution du murmure vésiculaire à droite au sommet, quelques craquements lorsqu'on le fait tousser. De sorte que cette tuberculose génitale qui paraissait être la première manifestation de la diathèse, doit être regardée comme temporaire de l'infection générale qui a frappé le malade il y a deux ans environ.

On a déjà fait le procès à la théorie de l'infection par les voies génitales et urinaires ; les faits de tuberculose dans le jeune âge antérieurement à toute relation sexuelle, l'absence des lésions dans l'urèthre antérieur, alors que les parties profondes sont malades, sont autant de faits qui, malgré tout, restent inexpliqués.

Dans les cas publiés nous pensons qu'il y a lieu de séparer la tuberculose génito-urinaire de l'homme de celle de la femme. Il ne répugne pas à l'idée d'admettre qu'un malade tuberculeux-urinaire puisse, dans les rapports sexuels, amener des bacilles tuberculeux dans le vagin et l'utérus où ils pourront s'inoculer. Il est démontré que le sperme peut contenir des bacilles, et ils peuvent trouver dans le vagin ou l'utérus les conditions nécessaires à une inoculation, la chaleur, le contact suffisamment prolongé.

Dans l'urèthre de l'homme, au contraire, les conditions sont des plus défavorables ; déposé sur une muqueuse sur laquelle il ne s'inocule que très difficilement, balayé constamment par le liquide urinaire, il lui manque les conditions que l'on observe dans tous les points de l'organisme où l'inoculation se produit, ce que l'on trouve dans les sommets des poumons, dans le tube digestif, le contact prolongé.

L'on ne saurait induire de ce fait que la blennorrhagie suit une marche ascensionnelle, qu'il peut en être de même pour le bacille tuberculeux.

La virulence, la pullulation du gonococcus de Neiser, son affinité pour les muqueuses uréthrale et conjonctivale sonttelles, que l'on ne peut conclure de la marche de l'un à celle de l'autre.

Nous nous rangeons donc du côté des auteurs, qui pensent que l'infection tuberculeuse chez l'homme ne se fait pas par la voie génitale.

Nous ne saurions admettre ce mode de propagation, car nous avons la conviction que la tuberculose débute toujours par les parties profondes.

Si l'on nous demandait comment nous comprenons l'apparition de la tuberculose dans les organes urinaires, nous dirions : Pour nous, l'infection tuberculeuse est générale, le parasite circule dans le sang, c'est par là qu'il est transporté jusqu'au rein, ainsi que l'a démontré R. Durand-Fardel ; comme le dit Cohnheim, la tuberculose uro-génitale est une maladie d'excrétion.

CONCLUSIONS

La néphrite tuberculeuse est une néphrite infectieuse.

Dans le système génito-urinaire, c'est l'appareil urinaire qui est le premier envahi par la tuberculose. L'infection se fait par le courant sanguin, c'est par le glomérule que débutent les lésions (R. Durand-Fardel).

Les données de l'anatomie pathologique et les résultats fournis par l'expérimentation nous permettent de formuler les deux lois suivantes relatives à la marche de l'infection tuberculeuse, dans les deux systèmes respectifs.

1re Loi. Dans les conditions normales de la circulation (peut-être même toujours), l'infection bacillaire suit le courant de l'urine.

2e Loi. — Dans l'appareil génital, l'infection remonte le cours du sperme.

INDEX BIBLIOGRAPHIQUE.

VERNEUIL. — Lettre à M. le professeur Fournier, sur la contagion de la tuberculose génitale. Gaz. hebd., 1883.

GERMONT. — Etude expérimentale des néphrites. Thèse de Paris, 1883.

STRAUS et GERMONT. — Des lésions histologiques du rein chez le cobaye, à la suite de la ligature de l'uretère. Arch. phys., 1882.

CHARCOT et GOMBAULT. — Lésions des reins consécutives à la ligature des uretères. Arch. phys., 1881.

AUFRECHT. — Die diffuse nephritis. Berlin, 1879.

GUIARD. — Etude clinique sur la transformation ammoniacale des urines. Th. Paris, 1883.

ZEMBLINOFF. — Thèse de St-Pétersbourg, 1883.

LÉPINE et ROUX. — Académie des sciences, août 1885.

KLEBS. — Sur la tuberculose. Prog. med. Woch., 1877.

TOUSSAINT. — Académie des sciences, 1881.

COHNHEIM. — Tuberculose considérée au point de vue de la doctrine de l'infection, 1882. Traduct. Musgrave-Claye.

BARETTE. — Th. agrég., 1885. Des néphrites infectieuses au point de vue chirurgical.

GAUCHER. — Th. agrég., 1886. Pathogénie des néphrites.

CORNIL et BABES. — Société anatomique. Journ. des Connaissances médicales et de l'Anatomie, 1883.

BRISSAUD. — Rein tuberculeux médical. Gaz. hebd., 1886.

BOURSIER. — Tuberculose de la vessie. Th. Paris, 1886.

Discussion au Congrès de chirurgie de Berlin. In Semaine médicale, p. 156, 1885.

FERNET. — Bulletin de la Soc. méd. des hôp., 1884, et Gaz. hebd., 1885.

DERVILLE. — France médicale, décembre 1886.

VALLIN et RICHARD. — Soc. méd. des hôp., 1885.

VERCHÈRE. — Portes d'entrée de la tuberculose. Th. Paris, 1884.

CORNIL et BRAULT. — Pathologie du rein, 1884.

R. DURAND-FARDEL. — Tuberculose du rein. Th. de Paris, 1886.

QUEYRAT. — Thèse de Paris 1886. Tuberculose dans le jeune âge.

LANCEREAUX. — Annales des maladies des org. gén. ur., 1883.

HÉRARD et CORNIL. — Phthisie pulmonaire.

BAUMGARTEN. — Tuberculose expérimentale. Berlin, 1885.

BIBLIOTHÈQUE NATIONALE R.F. IMPRIMÉS

Paris. — Typ. A. PARENT, A. DAVY, succ., imp. de la Faculté de médecine, 52, rue Madame et rue Corneille, 3

www.ingramcontent.com/pod-product-compliance
Ingram Content Group UK Ltd.
Pitfield, Milton Keynes, MK11 3LW, UK
UKHW031938260826
14628UKWH00004B/1713

9 782019 650452